AF468937

RECHERCHES

SUR

L'Agent pathogène

de la

Varicelle

PAR

A. MAGNAN
DOCTEUR ÈS SCIENCES

ET J. DE LA RIBOISIÈRE
DOCTEUR ÈS SCIENCES DE L'UNIVERSITÉ DE PARIS

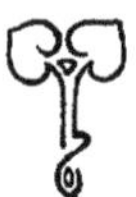

PARIS
LIBRAIRIE SCIENTIFIQUE ET TECHNIQUE
A. HERMANN & FILS, ÉDITEURS
Libraires de S. M. le Roi de Suède
6, Rue de la Sorbonne

1911

RECHERCHES

SUR

L'Agent pathogène

de la

Varicelle

PAR

A. MAGNAN
DOCTEUR ÈS SCIENCES

ET J. DE LA RIBOISIÈRE
DOCTEUR ÈS SCIENCES DE L'UNIVERSITÉ DE PARIS

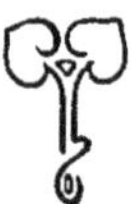

PARIS

LIBRAIRIE SCIENTIFIQUE ET TECHNIQUE

A. HERMANN & FILS, ÉDITEURS

Libraires de S. M. le Roi de Suède

6, Rue de la Sorbonne

1911

PRÉFACE

Les recherches, qui ont donné lieu au présent travail, ont été entreprises en collaboration avec mon beau-frère, M. Paul Brunet, répétiteur d'accouchement et de gynécologie à la clinique Baudelocque, moniteur de manœuvres à la Faculté

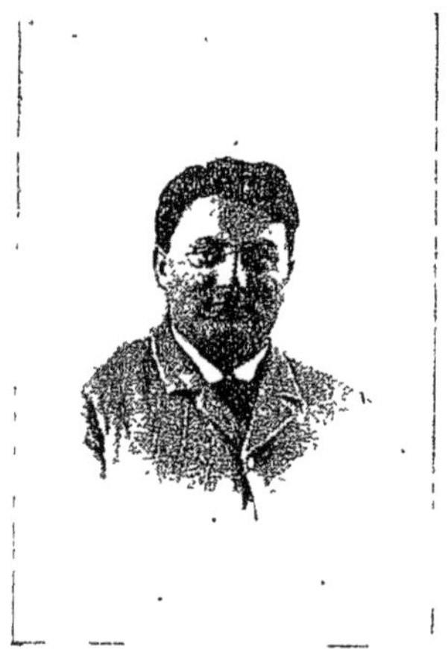

Dr P. Brunet.

de médecine de Paris, décédé aujourd'hui. Ses qualités d'observation fine et précise, sa ténacité à l'étude, m'avaient entraîné à m'associer avec lui dans des recherches toujours si passionnantes et les résultats auxquels nous étions arrivés nous font davantage regretter qu'il ait été si prématurément enlevé à la science. Nous avons pu constater ensemble, chez tous les varicelleux que nous avons examinés, la présence constante d'un bacille particulier, localisé dans les vésicules. Je serais heureux si ce bacille qui me paraît l'agent spécifique de la varicelle pouvait s'appeler « *bacille de Brunet* » en souvenir de celui que son étude avait si profondément intéressé.

A. M.

RECHERCHES
SUR L'AGENT PATHOGÈNE
DE
LA VARICELLE

La varicelle est une maladie contagieuse d'un caractère en général très bénin. Elle revêt, un caractère essentiellement épidémique. L'épidémie peut se prolonger pendant cinq mois ainsi que l'a constaté Appert en 1895, dans une maternité où cette maladie atteignit 19 enfants et 2 nourrices. Nous avons nous-mêmes vu 7 cas consécutifs, malgré l'isolement le plus absolu des enfants atteints, chaque nouveau cas se déclarant 13 jours pleins après le précédent. Il est difficile de donner le temps exact de l'incubation. Il est au moins de 14 jours puisque l'enfant chez lequel la maladie est déclarée ne paraît pas contagieux. Il semble que la contagion se fasse d'une façon inconnue, peut-être par les crachats ou la salive, 2 ou 3 jours avant que l'éruption ne soit apparue.

La maladie débute par des mouvements fébriles, souvent légers, qui fréquemment passent inaperçus. Le jour qui suit, la peau se pigmente de quelques taches roses. Vingt-quatre heures après, l'épiderme se soulève au-dessus de ces taches et il se constitue des vésicules à liquide clair. L'évolution d'une vésicule est rapide. Souvent 48 heures après son apparition, elle s'enflamme à sa périphérie ; son liquide clair devient purulent, elle sèche et il se forme une croûtelle qui peu à peu se détache. Par conséquent 4 à 5 jours après le début de la maladie, la vésicule peut avoir disparu en ne laissant le plus fréquemment qu'une macule rosée.

La varicelle se manifeste par plusieurs poussées successives, le nombre des vésicules augmentant à chaque poussée. Toutes ces phases peuvent offrir une durée maximum de 1 mois (THOMAS).

Nos recherches sur l'agent pathogène de la varicelle ont été entreprises à la fin de l'année 1908. Les premières tentatives ont été faites sur un enfant âgé de 3 ans et demi, entré le 22 octobre 1908 à l'hôpital des Enfants malades, pour une bronchite.

L'éruption de varicelle s'est produite dans la nuit du 8 au 9 novembre, ce qui nous permet de dire que l'incubation de cette maladie par contagion est au moins de 13 jours et au plus de 18, puisqu'il semble avéré que cet enfant s'est contaminé à l'hôpital.

Le 9 au matin, on ne trouvait que deux ou trois vésicules au milieu d'une éruption papuleuse répandue sur tout le corps, la face et le cuir chevelu.

La technique que nous avons employée pour mettre en évidence le germe de la varicelle a été la suivante (1). Une vésicule de la région dorsale et la peau environnante sont lavées et frottées à l'alcool, puis à l'éther. La vésicule est ponctionnée avec un vaccinostyle préalablement rougi à la flamme. On provoque une exsudation de sérosité par des grattages légers et répétés sur le fond de la vésicule, grattages effectués au moyen du tranchant du vaccinostyle. Pour préparer des frottis, on étale cette sérosité sur des lames lavées à l'alcool-éther. Les préparations, séchées rapidement à l'air, sont fixées pendant 20 minutes à l'alcool absolu.

(1) Voir Comptes rendus de la Société de Biologie. Séance du 4 mars 1911. A. MAGNAN et J. DE LA RIBOISIÈRE, *Sur la présence constante d'un bacille particulier dans les vésicules de la varicelle.*

Les frottis ainsi obtenus sont immergés pendant 3 minutes dans la solution de bleu de méthylène, puis lavés à l'eau distillée, immergés 2 minutes dans l'éosine, lavés à l'eau distillée, séchés et montés dans le baume.

Examinées au microscope avec l'immersion au 1/12e, ces lames montrent des bacilles très fins qui se présentent sous la forme de petits bâtonnets colorés en bleu. Ils sont de dimension variable dans la même préparation.

Ils mesurent 1 μ 1 à 2 μ 2 de long et environ 0 μ 3 de diamètre. Ils sont fréquemment disposés en palissade, parallèlement ou associés deux à deux, quelquefois accolés, quelquefois bout à bout. Souvent aussi ils sont unis deux par deux, à angle plus ou moins aigu de manière à figurer un V ou un accent circonflexe. Leurs extrémités sont quelquefois arrondies.

Ce bacille paraît immobile. A l'ultramicroscope, il est presque impossible de l'apercevoir par suite de sa grande ténuité. C'est un bacille qui se colore difficilement, même par les couleurs basiques d'aniline. Il semble ne prendre ni le Gram, ni le bleu de Kühne, ni le rouge de Ziehl. Le bleu de Lœffler paraît le teinter très légèrement. Il est dépourvu de cils.

Ces germes se montrent très abondants aussitôt après l'apparition de l'éruption, alors qu'il n'y a encore que deux ou trois vésicules à la surface de la peau. Leur nombre, le second jour de la maladie diminue légèrement, se réduit considérablement le troisième jour et le quatrième jour, ils disparaissent presque complètement. La sérosité que l'on obtient par grattage du fond d'une vésicule, le cinquième jour, devient de plus en plus épaisse et il est alors presque impossible de les y déceler. L'examen de lames étalées ne montre presque plus de bacilles Ceux que l'on rencontre sont alors très accolés et forment après coloration un amas bleu dans lequel ils sont à peine discernables.

Lorsque la croûtelle est formée, les frottis que l'on obtient par grattage du fond de la vésicule après avoir fait tomber la croûtelle, ne montrent plus trace de germes.

Si l'on broie des croûtelles avec un peu d'eau stérile, le liquide ainsi préparé renferme quelques bacilles nets qu'on n'arrive à rencontrer qu'avec beaucoup de persévérance.

Les coupes de croûtelle sont intéressantes, car elles nous renseignent sur leur rôle qui est d'évacuer les éléments pathogènes, car nous ne pensons pas qu'elles servent à la propagation de la maladie. Les croûtelles sont fixées à l'alcool absolu et montées dans la paraffine. Coupées suivant leur plus faible épaisseur, c'est-à-dire perpendiculairement à leur surface, elles sont soumises à une double coloration à l'éosine et au bleu de méthylène.

Dans ces coupes, on note un lacis périphérique formé de sérosité séchée et une zone moyenne constituée par du pus solidifié et en grande partie par les microbes que nous venons de décrire. Les bacilles des vésicules de la varicelle y sont disposés au hasard, souvent parallèlement deux à deux ; les formes courtes abondent. A côté d'eux, peuvent se trouver des microbes associés.

Chez tous les varicelleux examinés, nous avons constamment retrouvé ce bacille qui paraît donc bien spécifique. Il est plus ou moins aisé de le rencontrer. Quand le début de la maladie est inconnu, il faut apporter une grande patience pour arriver à déceler sa présence.

Pour terminer, ajoutons que par grattage de la peau en région indemne, il ne nous a jamais été possible de constater l'existence de ce germe chez aucun des varicelleux en expérience. D'allure spéciale, il s'est toujours montré localisé aux vésicules.

Nous avons échoué d'une façon générale dans tous nos essais de culture de ce bacille sur les divers milieux en apparence très favorables à cette expérimentation.

Une des premières difficultés réside dans la délicatesse du germe, car la sérosité sèche très vite ; on n'y trouve plus alors trace de l'élément pathogène, même en reprenant par de l'eau stérile. Il faut donc opérer au lit du malade.

De nombreuses tentatives ont été faites en ensemençant du sérum gélosé avec de la sérosité recueillie par grattage dans le fond d'une vésicule. On prend à l'aide d'une öse forte de platine un peu de cette sérosité et on porte l'öse dans le tube. On ensemence par piqûre et par frottement de toute la surface du sérum. Nous avons une seule fois constaté, après un séjour de 24 heures dans l'étuve à 38°, la formation de deux lentilles un peu jaunâtres d'un demi-millimètre de diamètre. A l'endroit des stries d'ensemencement couraient de petites lignes blanchâtres. Au bout de 48 heures, nous avons pu déceler la présence de nos bacilles. Les deux lentilles avaient grandi et atteignaient un millimètre de diamètre, cependant qu'une troisième se développait. Le sérum gélosé était devenu en partie transparent, mais le lendemain les bacilles étaient très rares, et le début de culture s'arrêtait rapidement. Tous les essais de réensemencement échouèrent.

Nous avons fait des tentatives avec le bouillon de veau peptonisé. Lorsqu'on est assez heureux pour ne pas apporter d'autres germes vivant sur la peau, le bouillon reste limpide ; le plus souvent il y a culture de staphylocoques.

Les cultures sur sang gélosé, gélose, pomme de terre ne nous ont donné que des résultats négatifs.

Nous avons tenté un essai avec du sérum d'enfant. Il nous a semblé que ce milieu deviendrait excellent si on lui faisait subir quelques manipulations. Nos efforts se porteront de ce côté. J'ajouterai que la difficulté réside aussi beaucoup dans ce fait qu'il faut éviter que la culture ne soit contaminée par des bacilles communs de la peau comme le staphylocoque.

Le liquide obtenu après broyage de croûtelle avec du grès calciné et de l'eau stérile et ensemencé sur sérum gélosé ne nous a donné que des cultures de staphylocoques.

Nous avons porté une croûtelle sur sérum gélosé. Après 24 heures à l'étuve à 38°, la croûtelle s'humecta et devint blanchâtre. Elle montrait alors une pullulation de bacilles qui le lendemain avaient complètement disparu.

Les injections ou essais d'inoculation avec de la sérosité, des croûtelles, ne nous ont donné aucun résultat, ni chez le lapin, ni chez la souris, ni chez le cobaye.

La méthode consistait à faire des injections sous-cutanées et intrapéritonéales.

Des souris nourries de lait mêlé de poudre de croûtelles n'ont présenté aucun trouble caractéristique.

Les essais sur les singes n'ont pas été plus satisfaisants. Six croûtelles ont été broyées avec du grès stérilisé et 2 cc. d'eau stérile. Le tout a été injecté à un singe de 14 mois dans le pli de l'aine. Huit jours après, l'animal mourait. L'autopsie n'a rien révélé si ce n'est un bouton au-dessus de l'arcade sourcilière gauche. Son contenu examiné au microscope semblait recéler quelques bacilles analogues aux bacilles humains des vésicules varicelleuses, sans que nous osions affirmer leur identité.

D'autres singes reçurent de la sérosité par scarification et eurent à ingérer des débris de croûtelles. Ils ne s'en montrèrent nullement incommodés. Surveillés pendant un mois, il n'ont jamais présenté la moindre éruption papuleuse.

Ces essais d'inoculation ont été fait à l'Ecole vétérinaire d'Alfort dans le laboratoire de M. le professeur Vallée, que nous remercions bien vivement des conseils et de l'aide si efficace qu'il a bien voulu nous donner.

Les caractéristiques du bacille que nous venons de décrire sont donc les suivantes. Ce germe est particulier aux vésicules de la varicelle et ne se rencontre que pendant l'éruption de cette maladie. D'allure spéciale, il ne cultive pas, et ne s'inocule pas aux animaux de laboratoire. Il paraît donc spécial à l'homme. Peut-être qu'un singe anthropoïde comme le chimpanzé se contaminerait au lit même du malade. Il y aurait là une expérience intéressante.

La varicelle a pu être transmise d'enfant à enfant par inoculation. Sur dix essais que tenta d'Heilly, trois seulement réussirent ; la période d'incubation de la maladie varia de 3 à 17 jours. On est en droit de penser que ces tentatives pourraient être faites sur le chimpanzé avec toutes les chances de succès. C'est ce que nous nous proposons d'essayer dès que l'occasion s'en présentera.

LAVAL. — IMPRIMERIE L. BARNÉOUD & Cie.

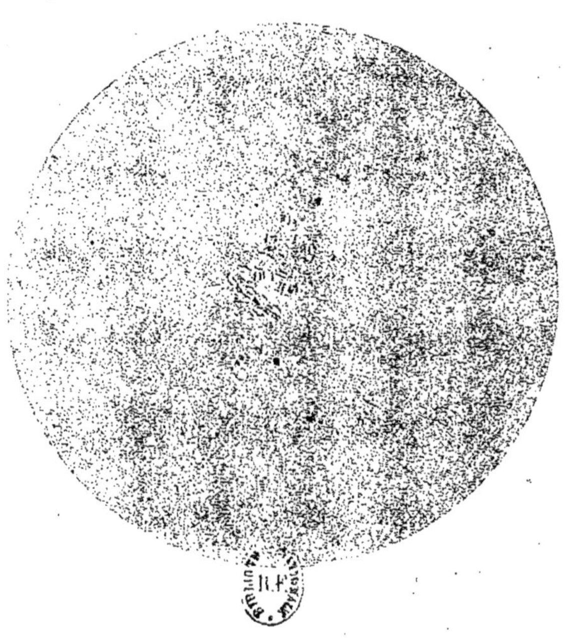

Varicelle

BACILLE DE BRUNET

Microphotographie de sérosité obtenue par grattage du fond d'une vésicule.

Coloration au bleu de méthylène

Oc. comp. 4. Obj. à imm. 1/12 (Leitz).

App. microphot. Leitz.

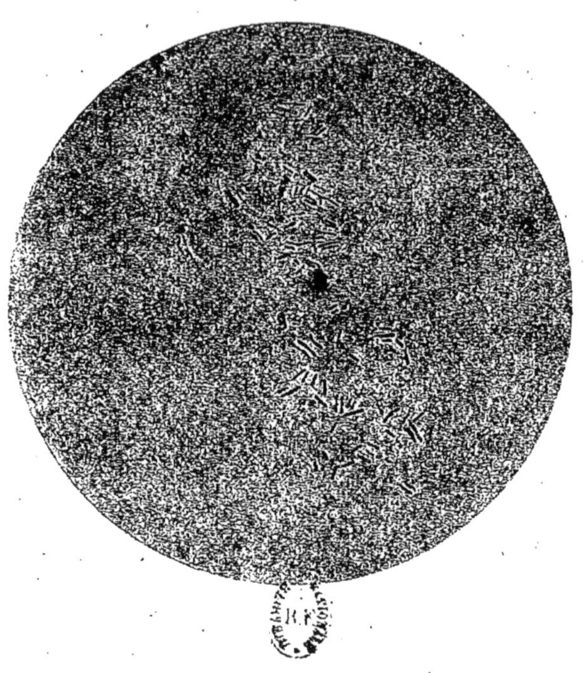

Varicelle

BACILLE DE BRUNET

Microphotographie de sérosité obtenue par grattage
du fond d'une vésicule.

Coloration au bleu de méthylène

Oc. comp. 12. Obj. apochr. 2 mm. (Leitz).

App. microphot. (Leitz).

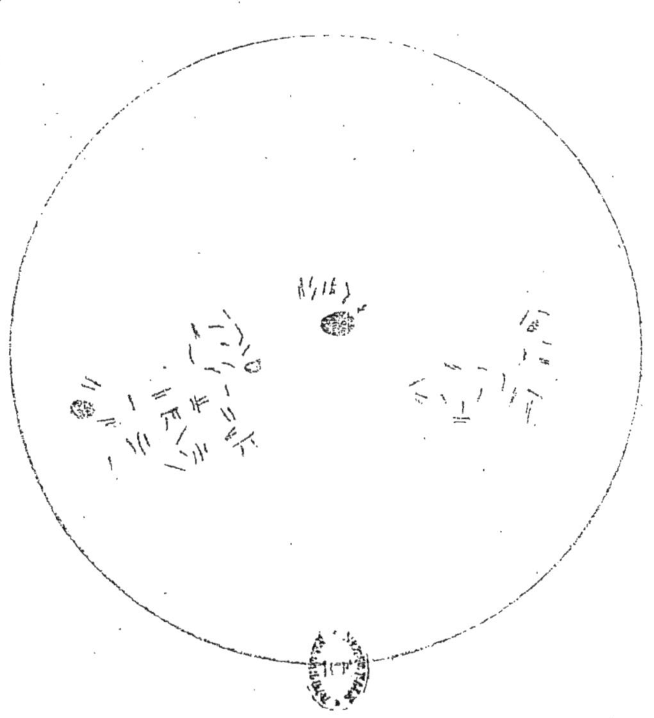

Varicelle

BACILLE DE BRUNET

Sérosité obtenue par grattage du fond d'une vésicule.

Coloration au bleu de méthylène

Oc. comp. 12. Obj. apochr. 2 mm. (Leitz).

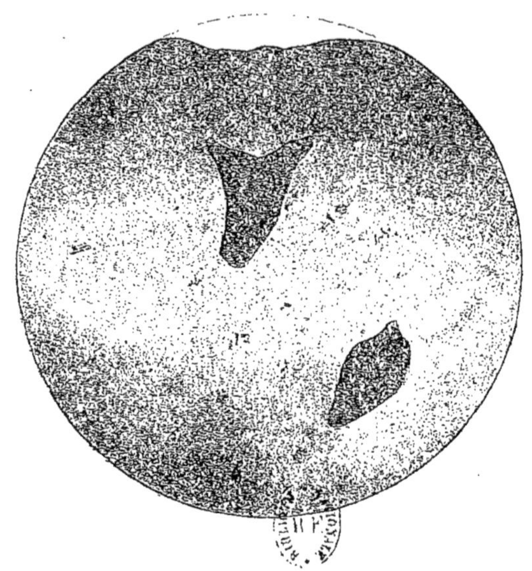

Varicelle

BACILLE DE BRUNET

Coupe de croûtelle colorée au bleu de méthylène et à l'éosine.

Oc. comp. 4. Obj. à imm. 1/12 (Leitz).

www.ingramcontent.com/pod-product-compliance
Ingram Content Group UK Ltd.
Pitfield, Milton Keynes, MK11 3LW, UK
UKHW020229200726
13856UKWH00004B/1671

9 782013 578295